BEI GRIN MACHT SICH IHR WISSEN BEZAHLT

AF140764

- Wir veröffentlichen Ihre Hausarbeit,
  Bachelor- und Masterarbeit

- Ihr eigenes eBook und Buch -
  weltweit in allen wichtigen Shops

- Verdienen Sie an jedem Verkauf

Jetzt bei www.GRIN.com hochladen und kostenlos publizieren

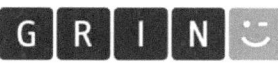

Bibliografische Information der Deutschen Nationalbibliothek:

Die Deutsche Bibliothek verzeichnet diese Publikation in der Deutschen National-bibliografie; detaillierte bibliografische Daten sind im Internet über http://dnb.d-nb.de/ abrufbar.

Impressum:

Copyright © 2017 GRIN Verlag, Open Publishing GmbH
Druck und Bindung: Books on Demand GmbH, Norderstedt Germany
ISBN: 9783668428423

Dieses Buch bei GRIN:

http://www.grin.com/de/e-book/353631/das-schwedische-gesundheitssystem-als-pullfaktor-fuer-die-migration-von

Christin Höhlig

Das schwedische Gesundheitssystem als Pullfaktor für die Migration von Gesundheitsfachberufen

GRIN Verlag

GRIN - Your knowledge has value

Der GRIN Verlag publiziert seit 1998 wissenschaftliche Arbeiten von Studenten, Hochschullehrern und anderen Akademikern als eBook und gedrucktes Buch. Die Verlagswebsite www.grin.com ist die ideale Plattform zur Veröffentlichung von Hausarbeiten, Abschlussarbeiten, wissenschaftlichen Aufsätzen, Dissertationen und Fachbüchern.

Besuchen Sie uns im Internet:

http://www.grin.com/

http://www.facebook.com/grincom

http://www.twitter.com/grin_com

DIPLOMA- Hochschule

University of Applied Sciences

Studiengang Medizinalfachberufe B.A.

Hausarbeit

„Das schwedische Gesundheitssystem als Pullfaktor für die Migration von Gesundheitsfachberufen"

vorgelegt von:	Christin Höhlig
	Virtuelles Studienzentrum
Bearbeitungszeit:	8 Wochen
Abgabe am :	28.01.2017

Inhaltsverzeichnis

1. Einleitung

Schweden - der EU Staat zwischen Norwegen und Finnland mit seinen 1000 Seen und langen Sommernächten war für 1.771 Deutsche im Jahr 2015 Ziel der Auswanderung und landete auf Platz 4 der Zufriedensheitsliste.[1] Schwedens Gesundheitssystem unterscheidet sich vom deutschen in starkem Maße, weswegen es unter Anderem und auch aufgrund des Fachkräftemangels im Medizinbereich, bei deutschen Gesundheits- und Krankenpflegern, Ärzten, Physiotherapeuten etc als Auswanderungsland beliebt ist.

In der Hausarbeit sollen Argumente aufgezeigt werden, die für das Gesundheitssystem im Norden Europas sprechen. Ist es wirklich ein Pullfaktor für deutsche Migranten? Zunächst werden allgemeine Informationen dargelegt und im Anschluss auf konkrete Motivatoren eingegangen, die diese Thesis belegen.

2. Das schwedische Gesundheitssystem

2.1. Einblick in die Funktionsweise des Systems

Zunächst einmal sollen die Gesundheitssysteme im internationalen Vergleich dargelegt werden. Unterschieden werden 3 Modelle: das staatliche Gesundheitssystem (Beveridge), das Sozialversicherungsmodell (Bismarck) und das marktwirtschaftliche Gesundheitssystem.

In keinem Land gibt es eine Reinform sondern Mischformen mit unterschiedlichen Schwerpunktsetzungen.

So definiert sich beispielsweise das deutsche Gesundheitssystem als Bismarck-Modell. Finanziert wird dieses System durch den Arbeitnehmer und dessen Sozialversicherungsbeiträge, wobei sich der Betrag am Einkommen orientiert."Um die Versorgung der Versicherten zu gewährleisten, schließen die Krankenversicherungen Versorgungsverträge mit Leistungserbringern und zahlen

---

[1] Vgl. https://auswandern-info.com/schweden.html

ihnen Vergütungen für die erbrachten Leistungen"[2] Ähnlich findet man diese Grundzüge in Frankreich und den Niederlanden.

Wie funktioniert das nun schwedische Gesundheitssystem?

Das schwedische System ist ein rein staatliches System. An dieser Stelle soll nun erst einmal das sogenannte Beveridgemodell definiert werden. Das Beveridge-, bzw. staatliche Gesundheitssystem „in idealtypischer Form würde sich dadurch auszeichnen, dass die Leistungserbringung weit überwiegend oder ausschließlich direkt durch staatliche oder öffentliche Einrichtungen erfolgt"[3] De facto bedeutet dies in Schweden wiederrum, dass bei einem beispielhaften monatlichen Einkommen von 1200 Euro immerhin 26% abgeben werden müssten.Je höher das Einkommen, desto höher fallen somit auch die Steuern an. Schwedens Einwohner haben Zugang zu allen medizinischen Einrichtungen. Zuständig dafür sind sogenannte Provinziallandtage, welche eine proportionale Einkommenssteuer erheben[4] .

Tendenziell befindet sich dieses System in einer Umbruchsphase, denn, so beschreibt es eine deutsche Ärztin, die nach Schweden ausgewandert ist „…nicht selten ist es aber auch viel zu wenig, was sie kriegen. Und zu spät. Halbes Jahr Wartezeit auf Gallenoperation…" Dazu kommen Zuzahlungen und Gebühren, die angehoben werden. Dies macht die Einführung von Zusatzversicherungen, wie es in Deutschland schon Gang und Gäbe ist, attraktiv. Das marktwirtschaftliche Gesundheitssystem wird sich also absehbar etablieren.

2.2. Krankenversicherung in Schweden

Die Krankenversicherung ist relativ simple zu verstehen: Da (momentan) noch keine Privatversicherung zur Absicherung besteht, gibt es lediglich eine allgemeine

---

[2] Vgl. Simon, Michael: Das Gesundheitssystem in Deutschland. Eine Einführung in Struktur und Funktionsweise, Bern 2010, S.95
[3] Vgl. Simon, 2010, S.94
[4] Vgl. Wörner, Tilmann: Idealtypische Gesundheitssysteme. Vergleich der Gesundheitssysteme in Deutschland, Schweden und Frankreich, Norderstedt 2007, S.9

Krankenversicherung, gültig für alle Bürger und aus Steuern finanziert, unabhängig vom Krankeitsrisiko. Besser Verdienende geben mehr Geld ab. Allerdings nimmt die Zahl der Zusatzversicherungen kontinuierlich zu. Jedem Versicherten steht die gleiche Grundbehandlung zur Verfügung. „Zu den Leistungen des schwedischen Gesundheitssystems gehören die Behandlungs- und Pflegekosten, Transferzahlungen, wie das Krankengeld und die Rehabilitationsunterstützung." [5]

Feste Sätze lassen den Behandlern in Kliniken allerdings wenig Freiräume und Anpassungen.

2.3. Vorzüge des schwedischen Systems

Aktuell ist das schwedische System in staatlicher Hand und transparent. Die Finanzierung rein steuerlich und je nach Einkommen gestaffelt. Dies scheint ein großer Punkt in Sachen Fairness gegenüber niedriger Verdienenden zu sein. Des Weiteren gibt es einheitliche Pauschalleistungen und kostenlose Sachleistungen[6]. Dies ist nur jedoch nur eine grobe Umrandung, die im Verlauf der Hausarbeit konkretisiert wird.

3. Gestaltung der Auswanderung im Gesundheitsfachberuf

3.1. Unterstützende Institutionen

Nach den Recherchen und der Befragung von Auswanderern nach Schweden wurde explizit auf das sogenannte Baltic- Training- Center in Rostock verwiesen, das sich auf Auswanderungshilfe nach Skandinavien und den Niederlanden spezialisiert hat und ihren Service online vorstellen.

Geboten werden nach erfolgreicher Bewerbung ein Schwedisch- Intensivkurs, eine Aufwandsentschädigung während des Kurses, Unterstützung bei der

---

[5] Vgl. Schneider, Thomas: Krankenversicherung in Europa- Deutschland, Schweden und die Niederlande im Vergleich, Marburg 2010, S.179
[6] Vgl. Wörner, 2007, S.8

Wohnungssuche, eine Festanstellung mit Einführungsprogramm in Schweden, weitere Sprachausbildung in Schweden, Ausbildung im medizinischem Recht und die Möglichkeitn eines Studienbesuches in Stockholm[7].

Was lässt dieses Angebot so attrakiv erscheinen? Zum Einen ist vorstellbar, dass die aufgeführten Punkte Bewerbern das Gefühl geben: Die Auswanderung ist machbar! Der Sprachkurs ist für einen Einstieg ins schwedische Arbeitsleben eine Grundvoraussetzung für die Anstellung. Zu diesem Punkt folgen die Recherchen in 3.2.

Das Wort "Festanstellung"- wieviele frisch ausgebildete Gesundheits- und Krankenpfleger, Physiotherapeuten, Medizinische Dokumentationsassistenten kennen das Wort "Befristung" in , vor Allem, den neuen Bundesländern? Es gibt Beispiele aus der Praxis, in denen deutlich wird, wie schwer der Weg zum unbefristeten Vollzeitvertrag sein kann, teilweise über Jahre und mehrere Befristungen sogar im vierteljährlichen Abstand. Eine Lösung ist nur, letztendlich in Bundesländer wie z.B. Hessen oder Bayern, wo der Fachkräftemangel akut ist, zu gehen oder eben wie hier angeboten, nach Skandinavien, speziell Schweden, zu migrieren.

Weiterhin ein überraschendes Detail dieses Anbieters : Arbeitnehmer über 50 sind willkommen. Das zeigt wiederrum, dass die Berufserfahrung einen hohen Stellenwert hat. Wie oft hört man, dass trotz Qualifikationen Bewerber in Deutschland, eben besonders in der Krankenpflege, keine ansprechenden Jobangebote bekommen." Das Gehalt wird individuell entsprechend der Ausbildung und Erfahrung ausgehandelt"[8].In Unikliniken in Deutschland beispielsweise sind Gehaltsverhandlungen undenkbar. In starren Gehaltstabellen zugruppiert hat man ohne Pflegestudium kaum die Möglichkeit, sich allein von 7 a auf die Gehaltsgruppe 8 (trotz Qualifiaktionen) befördern zu lassen. Dieser Trend hat sich auch in den meisten Kliniken durchgesetzt, da eine Angleichung an den Tarifvertrag

---

[7] Baltic- Training- Center Rostock. www.btc-rostock.de
[8] Vgl. www.btc-rostock.de

zunächst attraktiv zu sein scheint.

Angegeben werden auf der Website auch die verschiedenen Einsatzmöglichkeiten und Fachbereiche, die hier breitgefächert dagelegt werden.

Das Baltic-Training- Center in Rostock zeigt beispielsweise , dass eben nicht nur eine sehr gute Vorbereitung gewährleistet wird, sondern auch die Attraktivität und das Interesse seitens Schwedens an qualifiziertem (Pflege) Personal.

3.2. Vorraussetzungen

Die schwierigste Hürde gibt es für EU- Staatsangehörige nicht mehr: Den Antrag auf eine Aufenthaltsgenehmigung." EU-Bürger haben das Recht, ohne Aufenthaltsgenehmigung in Schweden zu arbeiten, zu studieren und zu leben. Für Familienmitglieder, die keine EU-Bürger sind, stellt das schwedische Migrationsamt weiterhin Aufenthaltskarten aus, ebenso wie Dokumente zum unbefristeten Aufenthaltsrecht und unbefristete Aufenthaltskarten. Damit der Familie Aufenthaltskarten bewilligt werden, muss sie nachweisen können, dass sie sich in Schweden durch Arbeit, Studien oder andere finanzielle Mittel in ausreichendem Umfang versorgen kann. Weitere Informationen finden Sie auf der Homepage des Migrationsamtes" [9] .Unabdingar ist jedoch die Voraussetzung, besonders im Gesundheitswesen, der schwedischen Sprache mächtig zu sein- und das nicht nur auf dem Grundlevel.

Dabei werden verschiedene Stufen angegeben: A1- A2 (Elementare Sprachverwendung), B1- B2 (Selbstständige Sprachverwendung) und C1- C2 (Kompetente Sprachverwendung).

Erfolgreich bewerben kann man sich aber erst mit Prüfung des C1 Levels, das wie folgt definiert wird: „Die C-Stufen stehen für umfassende Sprachkenntnisse. Ziel der C1-Kurse ist es, ein breites Spektrum langer und anspruchsvoller Texte mühelos zu

---

[9]Vgl.http://www.swedenabroad.com/de-DE/Embassies/Berlin/Arbeiten--Wohnen-in-Schweden/Arbeiten-in-Sch weden/Aufenthaltsrecht--Aufenthaltserlaubnis/

verstehen und die Sprache im Alltag, im Gespräch mit Fremden und im Beruf anwenden zu können. Das C2-Niveau gilt als "nahezu muttersprachliche" Sprachkompetenz und steht für flüssiges, spontanes und präzises Ausdrucksvermögen ebenso wie dem Verstehen von feinen Bedeutungsnuancen und tieferen und versteckten Bedeutungen." [10] Der Nachweis dieser Sprachkenntnisse kann, unter Anderem, in einer sogenannten „Swedex" Prüfung erfolgen, nach jener ein Zertifikat der SWEDEX- Zentrale in Göteborg ausgestellt wird.

Einen Leitfaden zur richtigen Bwerbung und Anträgen findet man online unter www.socialstyrelsen.se, was übersetzt so viel wie „Sozialamt" bedeutet. Was ist grundsätzlich zu beachten? In der Bewerbung um eine Anerkennung als Gesundheits- und Krankenpflegerin müssen folgende Anhänge vorhanden sein: der vollständige Antrag, siehe Anhang 1, eine beglaubigte Kopie des gültigen Reisepasses, ein anerkannter und beglaubigter Nachweis über die Sprachkenntnisse, einen Beleg über Bezahlung der Gebühr von 700 (Schwedische Kronen) SEK (umgerechnet ca 72 Euro), eine beglaubigte Übersetzung des Abschlusses/ Examens und ein beglaubigtes übersetztes Arbeitszeugnis und den Nachweis über die aktuelle Beschäftigung als Gesundheits- und Krankenpflegerin, nicht älter als 3 Monate.

Was geschieht dann nach der Bewerbung? Auch dies wird auf der Website bestens beschrieben. Nach Eingang der geforderten Dokumente wird dies zunächst bestätigt. Anschließend an eine 3-4 monatige Bearbeitungszeit erhält man die Entscheidung und ggfs. Zulassung auf dem Postweg. Wenn man die Lizenz im Briefkasten hat, steht der Aufnahme eines Jobs in Schweden nichts mehr im Wege.

---

[10]Vgl.http://www.schweden-seite.de/schwedisch_lernen_gemeinsamer_europischer_referenzrahmen_schwedisch.html

3.3. Anerkennung von Abschlüssen

An diesem Punkt beschränkt sich die Hausarbeit auf die Anerkennung der Gesundheits- und Krankenpflegerin, da sich die Ausbildungen grundlegend unterscheiden.

In einer tabellarischen Übersicht soll dies nun verdeutlicht werden.[11]

Konstrukt	Betriebliche Ausbildung	Studium
Voraussetzung	Mittlere Reife	Abitur
Dauer der Ausblidung	3 Jahre	3 Jahre und weitere 1 bis 4 Jahre zur Spezialisierung bzw Promotion
Berufsbezeichnung	Gesundheits- und Krankenpflegerin	skjuksköterska
		Aufgabengebiet ist wesentlich umfassender
Bezahlung	Gehaltstabellen angelehnt an den tvöd	Auf Verhandlungsbasis

Eine weitere wesentliche Unterscheidung ist die geringe Hierarchieebene in Schweden zwischen der sjuksköterska und dem Arzt. Daraus lässt sich wiederrum schlussfolgern, dass der Beruf auch ergriffen wird, weil ihm ein höheres Ansehen zuteil wird.

Wenn man sich die Punkte anschaut sollte man eigentlich davon ausgehen, dass

---

[11]Vgl. http://www.schwedenstube.de/gesundheitssystem

der deutsche Abschluss, und Deutschland gehört zu den wenigen Ländern, in denen die Krankenpflege noch nicht universitär abgeschlossen wird, nicht anerkannt werden kann.

Überraschender oder glücklicher Weise ist dies aber nicht der Fall, denn unser Abschluss ist EU- Weit anerkannt.

4. Gegenüberstellung von Motivatoren

Motivation lässt sich in 2 Kategorien unterteilen: Zum Einen extrinsisch, zum Anderen intrinsisch.

4.1. Extrinsische Motivatoren

Was bedeutet extrinsische Motivation?

„Extrinsische Motivation bezieht sich auf einen Zustand, bei dem wegen äußerer Gründe, d.h. wegen der Konsequenzen der Handlungsergebnisse (z.B. positive Personalbeurteilung, Gehaltssteigerung etc.), gehandelt wird." [12] Anhand von ausgewählten Beispielen wird aufgezeigt, welche Erwartungen und tatsächlich nachzuweisenden Vorteile das schwedische System für Arbeitnehmer im Gesundheitswesen hat.

Zur extrinsischen Motivation gehören 1. Instrumentelle Motive, 2. Die soziale Rolle und 3. die Verantwortung.

Zum 1. Punkt zählt, und das ist einer der wichtigsten Motivatoren der Auswanderung, das Gehalt, das in Deutschland kaum oder schwer verhandelbar ist. Wie in der Hausarbeit bereits erwähnt gibt es relativ unflexible Gehaltstabellen. Durch den hohen Konkurrenzkampf um kompetente Pflegekräfte in Schweden ist

---

[12] wirtschaftslexikon.gabler.de/Archiv/57321/extrinsische-motivation-v5.html

das Gehalt Verhandlungssache. Hat man beispielsweise Qualifikationen, Weiterbidlungen und diverese Fortbildungen gemacht und sich damit spezialisiert, kann man einen höheren Lohn einfordern. Nach Befragungen von Krankenpflegern in Schweden sei dies sogar teilweise doppelt so hoch wie in Deutschland (Vergleich Berlin- Stockholm). Anhand einiger Zahlen soll dies nun konkretisiert werden. Das Durchsschnittsgehalt eines Schweden liegt bei SEK 29.800 (ca. 3000 Euro) monatlich, einer Gesundheits- und Krankenpflegerin bei SEK 32.400 (ca.3380 Euro)[13] An dieser Stelle sei aber unbedingt zu erwähnen, dass die Steuerabgaben für einen beispielhaften Nettoverdienst von SEK 34.000 immerhin ca SEK 8.000 betragen und somit ein monatlicher Nettolohn von umgerechnet 3.000 Euro bleibt.[14]

Im Vergleich verdient eine Gesundheits- und Krankenpflegerin mit 6 Jahren Berufserfahrung im öffentlichen Dienst (Unikliniken) 2970 Euro brutto monatlich, also ca. 1890 Euro netto, nach neuer Regelung ab 1.2.2017.[15]

Um jedoch eine Aussage zu treffen, muss an dieser Stelle kurz umrissen werden, wie die Lebensunterhaltskosten der beiden Länder konkurrieren.

Treffen wir hier wieder 2 Vergleiche, die tabellarisch dargestellt werden sollen.[16][17]

Single Haushalt	Deutschland	Schweden
Einkommen netto	1.890 €	3.000 €
Ausgaben	1.550 €	1.640 €
Ersparnis	340 €	1.360 €

---

[13]Vgl. http://www.elchburger.de/schweden/auswandern/arbeiten/einkommen-gehaelter
[14]Vgl.http://www.schwedenstube.de/auswandern-nach-schweden-welche-kosten-kommen-auf-mich-zu-und-wie
-finanziere-ich-die-auswanderung/
[15]Vgl.https://gesundheit-soziales.verdi.de/++file++5724f0e3890e9b0c53001dbf/download/EGO%20kommunal
%202017%20medium.pdf)
[16]Vgl. http://www.musterhaushalt.de/durchschnitt/einkommen-und-ausgaben/singlehaushalt/
[17]Vgl.http://www.schwedenstube.de/auswandern-nach-schweden-welche-kosten-kommen-auf-mich-zu-und-wie
-finanziere-ich-die-auswanderung/

Dies ist nur ein grober Einblick, denn eine detaillierte Aufschlüsselung würde an dieser Stelle den Rahmen dieser Hausarbeit sprengen. Verweisen möchte ich auf die Forschungsergebnisse, die Mitte Juni 2017 in der Bachelorarbeit präsentiert werden.

Ein weiterer Punkt ist die Arbeitszeit: Vergleicht man beispielsweise die volle Arbeitswoche von 38,5 Stunden der Uniklinik in Frankfurt am Main lässt die Arbeitszeit in Schweden nur staunen. Eine Arbeistwoche kann (!) dort immerhin nur aus 32,5 Stunden bestehen, wie ein Krankenpfleger aus Schweden bestätigt, dies ist jedoch wiederrum Verhandlungssache. Eine angestellte Ärztin, Frau A. Kramer schreibt: „… als freizeitorientierter Mensch ist es natürlich oberklasse, dass Dienststunden zu 200% gerechnet werden und nicht wie 80 in Deutschland. Arbeite ich hier ein Wochenende von 8-18 uhr, so generiere ich 40 Stunden, die ich in Freizeit kompensieren kann, also eine Woche." Freizeitausgleich scheint an dieser Stelle   ein wesentlicher positiver Aspekt in Schweden angestellt zu sein.

Kommen wir zum 2. Punkt: die soziale Rolle. Der Beruf der Gesundheits- und Krankenpflegerin wird in Deutschland zwar als äußerst verantwortungsvoller Job angesehen, jedoch auch als mitleidig und unterbezahlt. Was ist anders in Schweden? Spontan lässt sich vermuten, wie in 3.3. erläutert, dass v.A. der akademische Grad, der nur mit Abitur und anschließendem Studium erreicht wird, der Krankenschwester in Schweden ein wesentlich höheres Ansehen zuteil werden lässt. Ärzte stehen auf dem nahezu gleichen Level, auch wenn sich die Aufgaben natürlich in der Verantwortlichkeit genauso splitten wie es in Deutschland üblich ist. Auch an dieser Stelle verweise ich auf die geplante Studie.

Wie sieht es nun zu guter letzt mit dem Punkt Verantwortung aus? Dazu ein kurzer Einblick in eine alltägliche Belastungssituation in Deutschland anhand eines Beispiels. Chronische Unterbesetzung, hohe Arbeitsbelastung, Unkollegialität- all diese Faktoren spielen eine Rolle, wenn man sich mit der Arbeits(un)zufriedenheit von Pflegekräften in Deutschland auseinandersetzt. Nehmen wir hier als Beispiel die Personalbesetzung einer Intensivstation: „Danach sollen von einer Pflegeperson pro Schicht 2 Behandlungsplätze versorgt werden."[18] Leider zeigt auch hier die Realität, dass ggfs. auch 3 intensivpflichtige Patienten bei Personalmangel übernommen werden müssen. Oft stellt man sich hierbei dir Frage: Ist das noch verantwortungsvoll? Nun, werfen wir hier einen Blick auf unsere Kollegen aus dem Norden. Neben den sjukötksera gibt es die Gruppe der underskötskera, gleichzusetzen mit den Krankenpflegehelfern oder Pflegeassistenten in Deutschland. Sie zeichnet v.A. die Praxiserfahrung aus und nicht vordergründig die Theorie hinter der Krankenpflege. Nach mehreren Befragungen von ausgewanderten Deutschen sind sich alle einig: Die Arbeitsbelastung in Schweden ist deutlich geringer, da Aufgaben besser verteilt werden und genug Personal für eine entsprechende Zahl an Patienten da ist. „Hier ist Standard eine Intensivschwester(also mit Weiterbildung) plus eine undersköterska für 2 Patienten, wenn sie kränker werden: eine SSK(sjuk.) und eine USK (underskö.) für einen Patienten.", sagt Annika K., angestellte deutsche Ärztin in Schweden.

Das sind Argumente, die für eine Verantwortlichkeit im Beruf sprechen und auch an dieser Stelle die Auswanderung attraktiv machen.

4.2. Intrinsische Motivatoren

Was bedeutet intrinische Motivation?

„Intrinsische Motivation bezieht sich auf einen Zustand, bei dem wegen eines inneren Anreizes, der in der Tätigkeit selbst liegt, z.B. im Empfinden des Flow-Erlebens gehandelt wird." [19] Flow- Erleben bedeutet in diesem Zusammenhang, das Aufgehen und Selbstverwirklichen im Beruf.

Fast jeder, so möchte man behaupten oder im besten Fall davon ausgehen, sucht sich in seinem Leben eine Arbeit heraus, in der er sich selbst verwirklichen kann.

---

[18] Vgl. http://www.dkigmbh.de/_pdfs/ITS_IMC_PB_Pflege2014.pdf ,S. 507
[19] Vgl. wirtschaftslexikon.gabler.de/Definition/intrinsische-motivation.html

Der Frust ist groß, wenn man irgendwann feststellt: Die hohe Arbeitsbelastung und die allgemeine Unzufriedenheit unter Kollegen, sicher es gibt auch Ausnahmen, tragen nicht unbedingt zu einem zufriedenen Leben bei. Spekulieren lässt sich also, dass mit all den zu betrachtenden und aufgeführten Aspekten, der Arbeitsalltag in Schweden zufriedenstellender ist. Auch dies ist zu beweisen und zu belegen in der Studienauswertung Juni 2017.

Vielleicht ist es auch die Auswanderung an sich, in der sich deutsche Migranten verwirklichen. Sicher zählen auch Gründe wie die Familienfreundlichkeit, bezahlbares Wohneigentum, zu guter letzt die Naturliebhaberei dazu.

5. Fazit

De facto lässt sich die Thesis mit schlagkräftigen Argumenten belegen. Die Anerkennung der Abschlüsse einer Gesundheits- und Krankenpflegerin aus Deutschland gestaltet sich, mithilfe entsprechender Institutionen, relativ einfach. Es muss klar und verständlich sein, dass zur eigenen Sicherheit, sowie des Arbeitgebers, die Sprachfähigkeit nahezu auf Muttersprachenniveau unumgänglich ist und angeeignet werden muss.

Auf verschiedenen Internetlinks gibt es genaue, ausführliche Leitfäden zur Erlangung der Artbeitserlaubnis im Beruf.

Des Weiteren spielen Bedarf an Medizinpersonal, Gehaltsverhandlungen, das soziale Ansehen und der innere Antrieb zur Migration die Hauptrollen als Pullfaktoren, Deutschland den Rücken zuzukehren und sich auf den Weg nach Skandinavien zu machen.

6. Literaturverzeichnis

Auswandern- Info. Im Internet unter: https://auswandern-info.com/schweden.html (abgerufen am 01.12.2016)

DKI, Personalberechnung im Intensiv und IMC- Bereich. Im Internet unter: http://www.dkigmbh.de/_pdfs/ITS_IMC_PB_Pflege2014.pdf ,S. 507 (abgerufen am 22.12.16)

Elchburger Schwedenforum. Im Internet unter: http://www.elchburger.de/schweden/auswandern/arbeiten/einkommen-gehaelter (abgerufen am 23.12.16)

Musterhaushalt. Ein durchschnittlicher Haushalt in Deutschland. Im Internet unter: http://www.musterhaushalt.de/durchschnitt/einkommen-und-ausgaben/singlehaush alt/ (abgerufen am 31.12.17)

Schneider, Thomas (2010): Krankenversicherung in Europa- Deutschland, Schweden und die Niederlande im Vergleich. Neue Lösungsansätze einer europäischen Gesundheitspolitik. Tectum Verlag. Marburg. S. 179

Schwedische Botschaft Berlin. Im Internet unter: http://www.swedenabroad.com/de-DE/Embassies/Berlin/Arbeiten--Wohnen-in-Sch weden/Arbeiten-in-Schweden/Aufenthaltsrecht--Aufenthaltserlaubnis/ (abgerufen am 15.12.16)

Schweden- Seite. Im Internet unter: http://www.schweden-seite.de/schwedisch_lernen_gemeinsamer_europischer_refe renzrahmen_schwedisch.html (abgerufen am 30.12.16)

Schwedenstube.　　　Im　　　Internet　　　unter:
http://www.schwedenstube.de/gesundheitssystem,

http://www.schwedenstube.de/auswandern-nach-schweden-welche-kosten-komme
n-auf-mich-zu-und-wie-finanziere-ich-die-auswanderung/ (abgerufen am 05.12.16/
03.01.17)

Simon, Michael (2010): Das Gesundheitssystem in Deutschland. Eine Einführung in
Struktur und Funktionsweise. Huberverlag. Bern. S. 94/ 95

Training- Baltic- Center Rostock. Im Internet unter: www.btc- rostock.de (abgerufen
am 05.12.16)

Ver.di　　Gesundheit　　und　　Soziales.　　Im　　Internet　　unter:
https://gesundheit-soziales.verdi.de/++file++5724f0e3890e9b0c53001dbf/downloa
d/EGO%20kommunal%202017%20medium.pdf (abgerufen am 22.12.16)

Wörner, Tilmann (2007) : Idealtypische Gesundheitssysteme. Vergleich der
Gesundheitssysteme in Deutschland, Schweden und Frankreich. Grin Verlag.
Norderstedt. S. 8/9

Wirtschaftslexikon　　　　　Gabler.　　　　　Im　　　　　Internet
unter:wirtschaftslexikon.gabler.de/Archiv/57321/extrinsische-motivation-v5.html,
wirtschaftslexikon.gabler.de/Definition/intrinsische-motivation.html (abgerufen am
18.12.16)

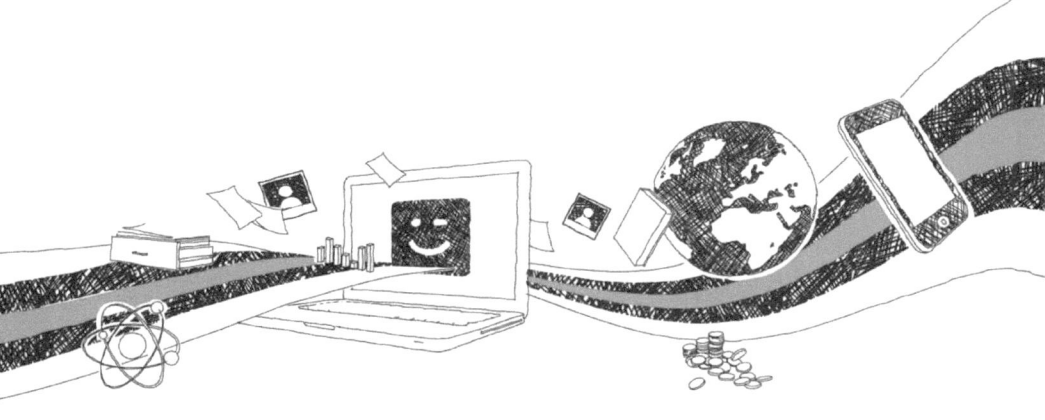
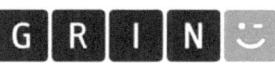